CONTRIBUTION A L'ÉTUDE

DES

ABCÈS SOUS-DIAPHRAGMATIQUES

D'ORIGINE GASTRO-INTESTINALE

PAR

Charles GRANDSIRE

Docteur en médecine de la Faculté de Paris

PARIS

G. STEINHEIL, ÉDITEUR

2, RUE CASIMIR-DELAVIGNE, 2

1894

CONTRIBUTION A L'ÉTUDE

DES

ABCÈS SOUS-DIAPHRAGMATIQUES

D'ORIGINE GASTRO-INTESTINALE

IMPRIMERIE LEMALE ET Cie, HAVRE

CONTRIBUTION A L'ÉTUDE

DES

ABCÈS SOUS-DIAPHRAGMATIQUES

D'ORIGINE GASTRO-INTESTINALE

PAR

Charles GRANDSIRE

Docteur en médecine de la Faculté de Paris

PARIS

G. STEINHEIL, ÉDITEUR

2, RUE CASIMIR-DELAVIGNE, 2

1894

CONTRIBUTION A L'ÉTUDE

DES ABCÈS SOUS-DIAPHRAGMATIQUES

D'ORIGINE GASTRO-INTESTINALE

CHAPITRE PREMIER

Historique.

En créant en quelque sorte la notion de péritonite généralisée, alors que ses devanciers envisageaient l'inflammation de la séreuse abdominale seulement comme une complication pouvant survenir au cours de diverses phlegmasies viscérales, Bichat captiva tellement l'attention de ses successeurs, que ceux-ci, par une exagération facile à comprendre, négligèrent l'étude des péritonites circonscrites.

Cette étude, reprise d'abord pour le péritoine pelvien, ne le fut que plus tard pour la partie sus-ombilicale. La périhépatite commença à fixer l'attention à la suite des observations de Frerichs, de Hilton, Fagge, Moutard-Martin, et surtout après la thèse de Foix (1875).

La périsplénite, plus longtemps négligée, eut également son tour, et l'on montra l'influence de l'impaludisme et de la fièvre typhoïde ainsi que des traumatismes dans sa genèse.

Les auteurs avaient remarqué que ces péritonites localisées, le plus souvent adhésives, pouvaient aller jusqu'à la suppuration, et que, dans ce dernier cas, la présence de gaz mélangés au pus n'était pas chose absolument rare.

On admettait que ces gaz provenaient soit d'une décomposition du pus, soit d'une communication avec les bronches, ou encore avec le tube digestif.

Les signes caractéristiques du pneumothorax avaient été signalés dans quelques-unes de ces observations [Hérard (abcès d'origine rénale), Pasturaud (abcès d'origine hépatique), etc.].

Si nous nous en tenons à un de ces cas qui reconnaissent une origine gastro-intestinale, nous voyons que la première observation est celle de Barlow, en 1845. Dès ce jour l'histoire de l'accident qu'on a appelé depuis pyopneumothorax subphrenicus ou abcès sous-phrénique gazeux aurait pu être écrite ; car l'observation de Barlow est absolument typique. L'accident avait été diagnostiqué, il aurait peut-être guéri ; mais Barlow n'intervint pas et le malade mourut. — Vinrent ensuite les observations de Williams (1845), Wintrich (1854), Bouchaud (1862), Rigal (1874), Louison (1876), Pfuhl (1877), Eisenlohr, etc., et enfin, en 1879, un travail de Cossy sur « le pneumothorax engendré par des gaz provenant du tube digestif ». Dans ce travail Cossy distingue trois classes de pneumothorax d'origine gastro-intestinale :

a) Pneumothorax intra-pleural vrai. Les gaz se répandent dans la cavité pleurale, tels les cas d'Andral, de Virchow, de Schmidt.

b) Pneumothorax interpleuro-diaphragmatique, dont il cite deux cas personnels. Les gaz s'accumulent, après perforation du diaphragme, entre cet organe et la plèvre.

c) Pneumothorax sous-diaphragmatique ; il cite comme exemple les deux cas d'Eisenlohr.

Cette même année paraissent trois observations de Leyden, qui sont la base d'un travail d'ensemble où le même auteur décrit l'affection qui nous occupe sous le nom de pyopneumothorax subphrenicus.

Quelques cas sont publiés ensuite, et sont, à l'occasion de deux observations personnelles, réunis par Scheurlen dans une communication faite en 1889 à la Société de médecine interne de Berlin. Dans la discussion qui suivit, Landgraff ajouta un cas personnel, et Guttmann signala une nouvelle observation de pneumothorax interpleuro-diaphragmatique. Dans une communication faite en 1890 à la Société médicale des hôpitaux, MM. Debove et Rémond relatent un cas personnel terminé par la guérison après intervention, et au terme de pyopneumothorax subphrenicus, mauvais pour plusieurs raisons, proposent de substituer celui de *abcès gazeux sous-diaphragmatiques*.

Enfin, en 1892, paraissent deux nouveaux cas, l'un de Leyden, terminé par la mort, l'autre de Reusers, qui guérit à la suite d'une intervention chirurgicale.

CHAPITRE II

Étiologie.

La plupart des organes de la portion sus-ombilicale
de l'abdomen peuvent donner naissance à l'abcès sous-
diaphragmatique.

Les lésions du foie, telles que les kystes hydatiques,
les abcès, la cholécystite, ont été plusieurs fois signalées
dans l'étiologie des abcès non gazeux sous-diaphragmatiques. Dans des cas, très rares à la vérité, le foyer
purulent contenait même des gaz.

Les kystes hydatiques et les abcès de la rate, les abcès
du rein peuvent également se retrouver à l'origine de
l'affection qui nous occupe. La métrite puerpérale aurait
même été signalée.

Scheurlen cite un cas où l'abcès sous-phrénique fut
consécutif à une contusion abdominale ; cette contusion
s'était accompagnée d'épanchement sanguin rétro-péri-
tonéal qui suppura.

Les maladies générales telles que la fièvre typhoïde,
l'impaludisme, peuvent, par leurs localisations sur la
rate, amener la formation d'un abcès sous-diaphragmatique. Enfin M. Jaccoud a publié une observation où
la cause déterminante était un foyer de péritonite tuber-
culeuse arrivée à la période de caséification.

Toutes ces causes sont en réalité très intéressantes à connaître; mais, tout au moins pour ce qui a trait aux abcès sous-phréniques gazeux, ce ne sont pas les plus importants. Bien autrement grande est la fréquence des perforations gastriques dans l'étiologie du pyopneumothorax sous-phrénique, et presque toutes ces perforations relèvent d'un ulcère de l'estomac. Cette conclusion découle de la lecture des diverses statistiques. Sur 34 cas d'abcès sous-diaphragmatiques cités par M. Scheurlen, l'ulcère de l'estomac figure 11 fois comme cause. « La perforation par ulcère d'estomac est, dit M. Debove, la cause presque exclusive du pneumothorax sous-diaphragmatique », et dans les vingt cas qu'il cite, celui de Williams est le seul, qui, l'étiologie étant connue, ne soit pas la suite d'une perforation gastro-duodénale. Parmi ces perforations gastro-duodénales, il n'y a qu'un cas, celui de Neusser, qui se rapporte à un cancer de l'estomac. « C'est, dit aussi M. Bouveret, à la marche envahissante et à la perforation d'un ulcère que sont dues la plupart des péritonites de l'étage supérieur de l'abdomen. »

Par ordre de fréquence, les deux segments du tube digestif qui viennent après l'estomac comme cause de l'accident que nous étudions, sont le duodénum et l'appendice cæcal. Sur 34 cas Scheurlen aurait trouvé l'appendice en cause 6 fois, et le duodénum 4 fois seulement. Pour l'appendice il s'agit de perforation (Paetsch) ou d'abcès péricæcal (Taylor, Starcke). L'ulcère est pour le duodénum la cause la plus fréquente.

Les autres segments du tube digestif sont beaucoup

moins souvent la cause d'abcès sous-phréniques. Scheurlen parle d'une perforation de l'intestin par une épingle à cheveux, sans indiquer le siège. Dans une des observations de Leyden la perforation siégeait à la jonction du côlon transverse et du côlon descendant. La perforation du côlon transverse a été signalée (Strümpell).

En résumé, la conclusion générale à tirer de l'analyse des faits, c'est que l'estomac est de beaucoup l'organe le plus souvent intéressé, et que presque toujours la lésion stomacale est un ulcère.

Quant aux circonstances étiologiques, il n'y en a que deux à retenir : 1° L'influence de l'âge. Bien que certaines observations concernent des sujets de 50 ou 60 ans, en général il s'agit de malades qui n'ont guère dépassé la trentaine. 2° L'influence du sexe. Il paraît y avoir un nombre un peu plus grand de femmes atteintes.

CHAPITRE III

Pathogénie.

Elle est très simple et pour ainsi dire unique quand il s'agit de l'estomac : le contenu de cet organe se répand dans le péritoine et la péritonite est constituée. Toutefois dans une de ses observations M. Scheurlen invoque un mécanisme spécial :

Dans cette observation l'affection primitive était un ulcère de l'estomac. Cet ulcère s'était cicatrisé, mais après avoir provoqué la formation d'infarctus des reins et de la rate. Les infarctus des reins guérirent, tandis que l'infarctus de la rate suppura et amena la formation d'un abcès entre la rate et le diaphragme.

La même voie détournée n'est-elle pas possible dans l'observation de Leudet ?

Quand il s'agit de l'appendice, ou bien le foyer sous-diaphragmatique n'est qu'une fusée du foyer péricæcal ; ou bien les germes infectieux ont été charriés jusqu'au diaphragme par les lymphatiques. Nous savons qu'une appendicite peut d'emblée atteindre la plèvre et y développer une pleurésie sèche, une pleurésie séro-fibrineuse ou une pleurésie purulente (Crouzet). La même infection peut s'arrêter en chemin et se localiser sous le diaphragme.

Si nous cherchons maintenant la cause de la limitation du foyer purulent, nous la trouvons d'abord dans les dispositions anatomiques affectées normalement dans cette région par la séreuse péritonéale, qui forme là de nombreux mésos, des replis et des fossettes sur lesquels nous ne pouvons insister. Nous la trouvons ensuite et surtout dans les adhérences que développe le voisinage de toute inflammation. Ces adhérences sont provoquées par l'existence même de l'ulcère de l'estomac, elles deviennent plus étendues à mesure que la lésion devient plus profonde ; de sorte que, lorsque la perforation s'accomplit les matières s'accumulent dans une poche « sorte de diverticule stomacal » (Damaschino).

M. Bouveret indique que la péritonite par perforation peut rester localisée, même sans adhérences antérieures, si la rupture de l'estomac est fort étroite et ne laisse passer dans le péritoine qu'une très minime quantité de pus ou de liquide.

Quant aux lésions de la plèvre, qui accompagnent si fréquemment l'abcès sous-phrénique, elles sont suffisamment expliquées par les connexions lymphatiques qui unissent la plèvre et le péritoine à travers le diaphragme.

CHAPITRE IV

Anatomie pathologique.

Siège. — L'abcès sous-diaphragmatique siègerait de préférence à droite de la ligne médiane, d'après la majorité des auteurs. Sur les 34 cas de sa statistique Scheurlen l'a trouvé 19 fois à droite et 15 fois à gauche. Il a remarqué une prédominance pour le côté gauche chez la femme, pour le côté droit chez l'homme. En réalité, le siège de l'abcès sous-diaphragmatique dépend du siège même de la perforation. S'il s'agit d'une perforation de la région pylorique ou du duodénum, la collection siègera vers l'épigastre et empiètera plus ou moins sur l'hypochondre droit. Si, au contraire, les parties voisines du cardia ont cédé, le foyer purulent aura tendance à occuper l'hypochondre gauche. Les deux hypochondres et l'épigastre peuvent du reste être envahis par la même collection.

Les parois de l'abcès sous-diaphragmatique sont, à peu de chose près, toujours formées par les mêmes organes. En haut, c'est le diaphragme ; en bas, le foie (lobe gauche), l'estomac plus ou moins refoulé, le côlon transverse. Ces organes sont réunis par des adhérences péritonéales qui complètent la paroi inférieure : à droite, le ligament suspenseur du foie, et à gauche, la rate fixée par des adhérences au diaphragme.

Le plus souvent, et c'est là une circonstance très défavorable à l'évacuation, un prolongement s'étend profondément en arrière au-devant de la paroi abdominale postérieure.

Lorsqu'on ouvre cette cavité, on la trouve tapissée de fausses membranes épaissies, friables, grisâtres. Elle est d'ordinaire en communication avec l'estomac par la perforation qù'a créée l'ulcère. Dans quelques observations on n'a trouvé aucune communication, l'ulcère a même été trouvé cicatrisé.

Le contenu de l'abcès sous-phrénique consiste en un mélange de pus et de débris alimentaires en putréfaction. Ce pus est d'odeur fétide, quelquefois gangreneuse. Il a été peu étudié au point de vue bactériologique. Dans leur cas, MM. Debove et Rémond ont isolé et cultivé des streptocoques et le bacille pyocyanique. En général, on trouve également dans le foyer purulent des gaz qui viennent de l'estomac. Toutefois ces gaz peuvent manquer, et d'autre part, on a signalé des cas où le foyer en contenait, bien qu'il ne s'agît point d'abcès sous-diaphragmatiques consécutifs à une perforation gastro-intestinale.

Les organes voisins subissent des déplacements variables. Le foie est légèrement repoussé en bas, ou bascule en avant. L'estomac, le côlon sont refoulés en bas ou en avant. Le diaphragme paralysé remonte jusqu'à la quatrième ou quelquefois jusqu'à la troisième et même la deuxième côte, refoulant derrière lui les poumons et le cœur.

Ces divers organes sont en outre plus ou moins altérés. Le péritoine enflammé, réunit par des adhérences et englobe dans des néomembranes le foie, la rate, le diaphragme, l'estomac, le côlon transverse. La rate, le foie peuvent être le siège d'abcès.

Le diaphragme peut être perforé ou détruit en partie.

La plèvre est toujours plus ou moins atteinte. Elle peut présenter de la pleurésie sèche, de la pleurésie séro-fibreuse, limitée à sa partie diaphragmatique ou généralisée ; enfin il n'est point rare de trouver de la pleurésie purulente ou de la pleurésie gangreneuse. Dans l'étiologie des pleurésies purulentes à streptocoques d'origine abdominale l'abcès sous-diaphragmatique vient comme fréquence immédiatement après la péritonite puerpérale et avant les suppurations du foie et de la rate (Netter). Cette infection de la plèvre se fait soit directement par perforation du diaphragme, soit par les lymphatiques. Enfin si l'abcès sous-phrénique contient des gaz, la destruction du diaphragme et de la plèvre entraîne un pneumothorax vrai, à moins que des adhérences antérieures n'amènent une communication directe avec le poumon et les bronches.

Le poumon présente des altérations diverses et secondaires (congestion, atélectasie, broncho-pneumonie, etc.).

Ces altérations nous expliquent suffisamment les migrations diverses de l'abcès sous-phrénique et rendent compte des issues qu'il se crée et dont l'étude sera mieux placée dans la partie clinique.

CHAPITRE V

Symptomatologie.

Les observations que nous rapportons montrent que, dans l'immense majorité des cas, l'abcès sous-diaphragmatique survient chez des sujets atteints d'une affection gastrique ou duodénale, principalement d'ulcère de l'estomac ou du duodénum.

En interrogeant les malades, on retrouve par conséquent dans leur histoire quelques-uns des symptômes de la maladie première : on apprend qu'ils ont eu antérieurement des douleurs au niveau de l'épigastre, des crises douloureuses qu'on a pu qualifier de gastralgie, des vomissements, des hématémèses, du melæna. Mais ce qu'il y a de particulier dans la succession de ces accidents, c'est que les symptômes d'ulcère ont pu apparaître pour la première fois depuis des mois ou des années, disparaître ou s'améliorer sous l'influence du traitement, pour revenir, à plus ou moins longue échéance, tourmenter le malade, subissant ainsi des alternatives d'amélioration et d'aggravation, et précédant de longue date l'épisode terminal. Ce qu'il y a de particulièrement embarrassant pour le clinicien, c'est que les symptômes peuvent avoir laissé peu de traces dans l'esprit du malade, parce qu'ils n'auront existé qu'à l'état d'ébauche.

Outre qu'elles contribuent à augmenter la difficulté du diagnostic, ces circonstances expliquent qu'assez souvent, au point de vue clinique, sinon au point de vue pathogénique, l'abcès sous-diaphragmatique prenne l'allure d'une affection primitive.

Un jour arrive néanmoins où l'ulcère creusant toujours entame le péritoine. Alors deux alternatives se présentent : ou bien il n'y a au voisinage de l'estomac que des adhérences lâches et peu nombreuses, et quand se produit la perforation, l'estomac se vide dans la cavité péritonéale ; une péritonite généralisée se développe dont le cachet particulier est l'absence très fréquente de vomissements et quelquefois l'absence même des autres signes réactionnels qui accompagnent toute péritonite (Debove). Le malade meurt en quarante-huit heures.

Ou bien des adhérences solides ont en quelque sorte circonscrit d'avance l'inflammation. Même dans ce dernier cas, l'entrée en matière consiste dans l'apparition des phénomènes de réaction péritonéale généralisée. Au bout de quelques jours ces symptômes alarmants se calment, l'inflammation se localise au péritoine sus-ombilical, et l'abcès sous-phrénique apparaît avec son cortège de symptômes et de signes que nous allons passer en revue.

Symptômes fonctionnels. — La douleur est le symptôme capital. Limitée à la partie sus-ombilicale de l'abdomen, elle présente son maximum d'intensité au niveau de l'épigastre et va s'atténuant vers les hypochondres. Elle peut irradier jusque dans le cou et vers l'épaule.

Elle existe même au repos le plus complet, et est accrue par tout ce qui ébranle la région malade, par la palpation, par la toux, par les efforts de vomissement, par les inspirations profondes et les mouvements du patient.

Celui-ci est d'ordinaire couché sur le dos. Lorsqu'on le fait asseoir on constate une certaine roideur du tronc. Senator donne cette roideur comme un signe propre à la péritonite sous-diaphragmatique. Elle paraît tenir à ce que tout mouvement augmentant la douleur, le malade s'immobilise lui-même le plus possible et cherche à transformer les diverses parties de son tronc en une pièce unique.

On remarque aussi une toux sèche que le malade retient le plus qu'il peut. Le hoquet n'est pas rare.

Les garde-robes contiennent quelquefois du pus (Jaccoud).

Signes physiques. — Nous les étudierons successivement à l'abdomen et au thorax.

L'examen de l'abdomen révèle de prime abord une différence tranchée entre la partie sus-ombilicale et la partie sous-ombilicale. Tandis qu'au-dessous de l'ombilic le ventre est souple, non ballonné, et que la palpation n'y provoque qu'une douleur insignifiante et quelquefois nulle, la région sus-ombilicale et particulièrement l'épigastre fait une saillie peu élevée, mais large, étendue, ou plutôt une voussure en rapport avec la quantité et la tension des liquides et des gaz contenus dans la poche sous-diaphragmatique. Cette voussure empiète plus ou moins sur l'un ou l'autre hypochondre et quelquefois sur les deux à la fois, ainsi que sur la partie inférieure du thorax. Quelquefois elle reste localisée à l'épigastre ou à l'un des hypochondres.

La palpation augmente la douleur ; elle révèle une tension insolite de la paroi abdominale, et quelquefois, dit M. Bouveret, un œdème sous-cutané, qui se propage en arrière vers la région lombaire. La main qui palpe perçoit quelquefois, au niveau de l'épigastre, des frottements péritonéaux.

La percussion délimite une zone de matité plus ou moins étendue si le contenu est simplement purulent ; ou bien une zone de tympanisme remontant plus ou moins haut s'il y a en même temps des gaz. Quelquefois, comme dans l'observation de M. Rigal, les résultats sont différents suivant qu'on fait asseoir ou coucher le malade. Les résultats de la percussion sont, du reste, variables et en général peu précis, car le foyer purulent est rarement en rapport avec une grande étendue de paroi abdominale, mais plutôt profondément caché sous le diaphragme. Les signes révélés par l'examen de l'abdomen prédomineront vers l'hypochondre droit si la perforation siège dans la région du pylore ; dans l'hypochondre gauche, au contraire, si l'affection intéresse le cardia ou les parties voisines.

Si nous passons maintenant à l'examen du thorax, nous trouvons que la base en est élargie. La main appliquée à plat sur la poitrine montre que les vibrations vocales sont abolies dans toute cette partie du foyer sous-diaphragmatique qui empiète sur la partie inférieure du thorax.

Le cœur est déplacé ; il est refoulé soit de bas en haut, soit en haut et à gauche.

Les signes résultant de la percussion et de l'auscultation étant tout à fait différents suivant que l'abcès sous-phrénique contient uniquement du liquide (ce qui est rare, mais possible), ou contient à la fois du liquide et des gaz, nous devons les étudier, pour chacune de ces deux variétés, dans un paragraphe distinct.

a) Cas où il n'y a que du liquide dans la poche. A la percussion : matité complète qui peut remonter très haut dans le thorax. La limite supérieure de cette matité est une ligne courbe dont la convexité serait, dit-on, plus prononcée que dans les cas de pleurésie et qui s'abaisserait pendant l'inspiration. Les changements de position impriment à cette ligne de matité des changements variables. Si l'abcès sous-phrénique siège à gauche, la sonorité a disparu au niveau de l'espace semi-lunaire de Traube.

Dans toute la zone mate le bruit respiratoire est nul ou très affaibli. Il n'y a pas de souffle. En cas de pleurésie sèche on entend à ce niveau des bruits de frottement pleural. A la partie supérieure la respiration est normale ; on a signalé quelquefois un léger souffle qu'on a attribué à la compression du poumon. Un souffle manifeste et de l'égophonie peuvent annoncer l'existence d'un épanchement pleural concomitant.

b) Cas où il y a à la fois des gaz et du liquide (abcès sous-phrénique gazeux).

Dans ces cas les résultats de la percussion et de l'auscultation sont ordinairement tout à fait différents.

Ordinairement, disons-nous, mais non pas toujours, car il peut arriver que, même contenant des gaz, l'abcès ne donne lieu à aucun des symptômes d'un pneumothorax (notre observation en est un nouvel exemple).

Donc, dans la généralité des cas, on perçoit les signes d'un pneumothorax partiel inférieur. Ce sont, outre la dilatation thoracique et l'abolition des vibrations, une zone de sonorité tympanique qui s'étend sur les derniers espaces intercostaux, remonte quelquefois très haut dans le thorax et d'autre part descend plus ou moins bas du côté de l'abdomen et peut masquer la matité hépatique si le foyer siège à droite. Le bruit d'airain est signalé dans plusieurs observations, ainsi que le tintement métallique, qui est rare mais qu'on a rencontré. La respiration amphorique est un phénomène banal. Le bruit de succussion manque quelquefois. A gauche il y a un retentissement exagéré des bruits du cœur, qui prennent un timbre métallique.

Ces signes du pneumothorax n'existent pas toujours, avons-nous dit ; ils sont d'autant moins prononcés que le foyer est plus abdominal en quelque sorte. Ils peuvent être masqués par une pleurésie. Ils sont à leur maximum si le foyer gazeux, situé immédiatement sous le diaphragme, est très développé et refoule très haut cet organe dans la cavité thoracique.

La ponction exploratrice donne certains indices dont l'étude sera mieux placée au diagnostic.

Symptômes généraux. — Tandis que les signes physiques que nous venons d'étudier sont quelquefois peu développés, l'état général est toujours grave, et ce contraste n'est pas un des moindres éléments de diagnostic.

L'appétit est nul, l'amaigrissement rapide ; la fièvre, quelquefois intense, peut s'accompagner de délire et d'un état typhoïde grave. La cachexie fait de rapides progrès et ne tarde pas à entraîner la mort, quand le malade n'est pas brusquement enlevé par un des accidents que nous passerons en revue.

CHAPITRE VI

Marche. Durée. Terminaison.

Marche. — En résumé, on voit que cette affection, précédée des symptômes d'une maladie gastro-duodénale, se caractérise par une marche en deux temps, nette surtout dans les cas de pneumothorax sous-phrénique : phase abdominale d'abord, phase thoracique ensuite ; mais il n'est pas rare que le médecin n'assiste pas à la seconde.

Durée. — La durée peut être très courte (de quelques jours seulement), ou très longue. Dans l'observation II de Leyden il s'écoula quinze mois entre le début des accidents et la mort. Généralement la durée est de quelques semaines.

Terminaison. — L'abcès sous-phrénique finit tôt ou tard par s'ouvrir de lui-même si le chirurgien n'est pas intervenu.

Il peut s'ouvrir dans le péritoine ; et cette ouverture se fait peu de temps après la perforation stomacale (huit jours après dans un cas) ; ou bien elle tarde davantage. Elle est du reste très rare.

Rare également l'ouverture à la peau. Brinton a réuni

huit cas de perforation de la paroi abdominale antérieure consécutive à un ulcère d'estomac ; mais ces observations ne se rapportent pas au cas que nous étudions. L'ouverture était précédée non d'un abcès sous-phrénique, mais d'un phlegmon de la paroi abdominale.

On a cité des cas d'ouverture dans l'intestin grêle, et dans le côlon transverse. Une diarrhée abondante, l'apparition de pus dans les garde-robes sont la conséquence et l'indice de cette terminaison. Si la perforation de l'estomac subsiste encore, l'existence de cette fistule gastro-colique se traduira par une diarrhée lientérique persistante et la rapide déchéance du malade.

La terminaison de beaucoup la plus commune est l'ouverture de la collection purulente dans la cavité thoracique. Le malade éprouve tout à coup, dans la région dorso-lombaire, une violente douleur, qui est persistante et annonce la perforation du diaphragme.

Cette perforation met quelquefois l'abcès sous-phrénique en communication avec le péricarde ; il se développe une péricardite purulente ou un pyopneumo-péricarde rapidement mortels. Cette terminaison est rare. Presque toujours, en effet, c'est avec l'appareil respiratoire que la communication s'établit ; et alors deux alternatives sont possibles. Ou bien le poumon n'est uni à la plèvre diaphragmatique que par des adhérences lâches et peu nombreuses ; dans ce cas une pleurésie purulente, ou, plus souvent encore, un pyopneumothorax vrai et généralisé se développe : tout à coup le malade éprouve une violente douleur, une dyspnée intense, et une angoisse inexprimable, puis la température s'élève. L'imminence de la suffocation peut rendre la ponction nécessaire ; elle donne issue à un liquide purulent d'odeur stercorale, et le malade ne tarde pas à succomber. Si, au contraire, des adhérences solides unissent la base du poumon au diaphragme, c'est dans le poumon que s'ouvrira le foyer sous-diaphragmatique. Le malade crache de grandes quantités de pus horriblement fétide. Cette terminaison par vomique est la plus fréquente. La présence du pus dans le parenchyme pulmonaire développe une broncho-pneumonie suppurative ou gangreneuse, et le malade meurt soit de gangrène pulmonaire, soit succombant lentement aux progrès de l'hecticité.

On conçoit que la perforation de la plèvre ou du poumon puissent tarder à se faire, et qu'elles ne soient pas contemporaines de la perforation du diaphragme.

Dans ce cas, le pus passant à travers le diaphragme s'accumulera entre le diaphragme et la plèvre : il y aura abcès sous-pleural. Les deux observations de Cossy sont des exemples de cette variété. Dans ces deux cas d'observations un abcès péricæcal consécutif à une perforation du cæcum avait détruit le diaphragme et s'était creusé un foyer entre cet organe et la plèvre.

CHAPITRE VII

Pronostic.

L'abcès sous-phrénique présente donc une extrême gravité lorsqu'il est abandonné à lui-même ; car si le malade ne meurt pas immédiatement de l'irruption du pus dans un organe voisin, il reste exposé à tous les accidents de la résorption purulente. D'après MM. Debove et Rémond, la gravité semblerait un peu moindre si le foyer ne contient pas de gaz.

D'autre part, les cas opérés sont généralement suivis de mort ; il n'y a guère d'exception que pour le cas de MM. Debove et Rémond, pour un autre publié depuis par M. Reusers, et pour un petit nombre cité par Scheurlen.

Dans sa statistique, portant sur les abcès sous-phréniques gazeux d'une façon générale, cet auteur accuse une mortalité de 82 p. 100. Le pronostic des abcès sous-phréniques est donc jusqu'à présent extrêmement sombre. Cependant il est à prévoir que cette affection, de mieux en mieux connue dans l'avenir, sera diagnostiquée d'une façon plus sûre et surtout plus rapide, et que le chirurgien, pouvant intervenir avant la période des grands délabrements, abaissera le chiffre de la mortalité.

CHAPITRE VIII

Diagnostic.

D'une façon générale, on peut dire que le diagnostic de l'abcès sous-phrénique, qu'il contienne ou non des gaz, est un diagnostic difficile. Aussi ne doit-on pas s'étonner de la longue série de caractères donnés comme signes distinctifs, et indiqués principalement par Leyden, puis par Pfuhl, Jaccoud, Scheurlen, Senator, caractères d'inégale valeur et dont le groupement sera souvent nécessaire pour asseoir le diagnostic d'une manière irréfutable.

Nous allons les énumérer en les rangeant sous cinq chefs, puis nous essayerons d'en discuter l'importance.

1° Symptomes fournis par la marche générale de la maladie et par les circonstances antérieures. — Ce sont :

a) L'évolution de l'affection en deux phases : phase abdominale, que l'on pourra retrouver dans les commémoratifs si on ne l'a pas vue se développer sous ses yeux ; phase thoracique, que l'affection prenne les caractères d'une pleurésie ou d'un pneumothorax.

b) Scheurlen fait remarquer que, si les antécédents permettent d'exclure la pneumonie, la phtisie, une affection puerpérale, le traumatisme, il reste peu de chances pour l'existence d'un empyème de la plèvre, et

qu'il faut plutôt admettre un abcès sous-diaphragmatique.

2° SIGNES PHYSIQUES. — a) L'extension des signes
physiques de-pleurésie ou de pneumothorax dans une
région inférieure à celle occupée d'ordinaire par ces
affections. Dans le pneumothorax sous-phrénique la
sonorité empiète sur l'abdomen.

b) Persistance d'une respiration normale à la partie
supérieure, au-dessus de la région du tympanisme.

c) Mobilité anormale de la matité à la suite des changements de position.

d) Déplacement du cœur soit directement en haut,
soit en haut et à gauche

e) Production fréquente de vomiques fétides, dans
lesquelles on peut rencontrer des éléments dont l'origine
est manifestement abdominale (Leyden).

f) En cas de vomique, l'intégrité de l'appareil respiratoire attire nécessairement l'attention vers l'abdomen.

g) Début subit de la pleurésie (Jaccoud).

h) Il faut en outre remarquer la coexistence des signes
d'empyème avec le déplacement des viscères abdominaux
et les comparer aux données anatomiques normales
(Scheurlen).

i) Apparition du pus dans les garde-robes, au cours
d'une affection thoracique.

3° RÉSULTATS DE LA PONCTION ET DU LAVAGE. — Les
signes fournis par la ponction ont été indiqués principalement par Pfuhl et par Scheurlen. Ils sont de deux
ordres et consistent dans la nature du liquide évacué et
dans la façon dont se fait l'écoulement.

a) Lorsqu'on fait une ponction exploratrice, dit M. Scheurlen, cette ponction donne toujours du pus putride. Si la ponction d'un espace intercostal supérieur amène un liquide simplement séreux, et qu'en ponctionnant un espace intercostal inférieur, on obtienne du pus putride, on peut en conclure sûrement qu'une épaisse cloison comme le diaphragme doit être interposée entre ces deux liquides. Le liquide clair séro-fibrineux provient, dans ces cas, de la pleurésie simple qui peut accompagner la collection purulente sous-diaphragmatique. Nous verrons plus loin les restrictions qu'on doit apporter à l'opinion de M. Scheurlen.

L'odeur stercorale du liquide est un signe d'une importance capitale et qu'on trouve rapporté dans quelques observations.

b) Le deuxième caractère fourni par la ponction consiste dans la façon dont la pression du liquide et la vitesse de l'écoulement sont influencées par les deux temps de l'acte respiratoire. Au cours d'une ponction évacuatrice faite par Pfuhl pour un abcès sous-diaphragmatique, cet auteur remarqua que le manomètre, joint à l'appareil Potain dont il se servait, indiquait des variations particulières dans la pression. Le niveau, au lieu de s'abaisser dans la branche libre au moment de l'inspiration, comme il le fait dans les cas de thoracentèse pour épanchement pleural, s'élevait au contraire; dans l'expiration il remontait au lieu de s'abaisser. Aussi, depuis lors, cette dépression de la ligne de niveau à chaque mouvement inspiratoire a-t-elle été donnée comme un très bon signe diagnostique. Mais l'applica-

tion d'un manomètre étant chose assez peu courante en
pratique, la constatation de Pfuhl perdait malheureusement beaucoup de son intérêt, si Jaffé n'avait remarqué
qu'à défaut de manomètre on pouvait à la rigueur s'en
rapporter à la vitesse d'écoulement du liquide. Cette
vitesse augmente, en effet, dans l'inspiration, et devient
moindre à chaque mouvement expiratoire, quelquefois
même le liquide ne fait issue qu'à l'inspiration.

c) Dans un cas, le lavage mit Ewald sur la voie du diagnostic. Le liquide, « déjà devenu très clair, était brusquement troublé par un mélange de pus et de débris
alimentaires ». Cette particularité fit soupçonner l'existence d'un foyer de périgastrite communiquant avec
l'estomac.

4° Symptomes fonctionnels. — Absence de toux et
d'expectoration au cours d'une affection occupant la base
du thorax.

Roideur du tronc. Décubitus dorsal habituel. Hoquet
(Senator).

5° Symptomes généraux. — *a)* Développement rapide
d'un état général grave et mauvais qui reproduit le
tableau des infections aiguës (Jaccoud).

b) Disproportion entre cet état général et les phénomènes physiques (Scheurlen).

Les éléments de diagnostic sont donc suffisamment
nombreux; malheureusement, à peu près tous sont plus
ou moins infidèles.

Il est souvent difficile d'être bien renseigné sur les
antécédents, et, si l'on n'a pas assisté à l'évolution complète des accidents, la phase abdominale est quelquefois

ignorée. L'existence même de la pleurésie, qui se montre, suivant Scheurlen, dans 50 p. 100 des cas, ne contribue pas peu à égarer le diagnostic. Il en est de même des divers accidents thoraciques ; on diagnostique une affection pulmonaire qui n'est qu'un élément secondaire, mais on passe à côté de l'affection principale. Il peut n'exister aucun signe de pneumothorax, bien que la poche contienne des gaz : notre observation en est un exemple. On peut entendre du souffle sous la clavicule (par condensation pulmonaire), si le pyopneumothorax sous-phrénique est suffisamment étendu ; et, d'autre part, dans le pneumothorax partiel vrai, le murmure peut être normal sous la clavicule. La mobilité de l'épanchement se voit également dans l'hydropneumothorax véritable. Le cœur n'est pas toujours déplacé.

Les vomiques ne sont pas constantes, et, en tout cas, il est bien tard de faire alors le diagnostic. Rarement on retrouve du pus dans les garde-robes.

Les résultats donnés par la ponction ne sont pas toujours décisifs. En effet, ainsi que le fait remarquer Guttmann, quand il y a du pus entre la plèvre et le diaphragme (que la collection est par conséquent intra-thoracique, mais non intra-pleurale) la ponction d'un espace supérieur peut donner un liquide séro-fibrineux, et une ponction faite plus bas, un liquide putride. De même, de deux ponctions faites pour un épanchement multiloculaire la première pourra amener un liquide séreux, la deuxième un liquide purulent. Fuerbringer regarde le diagnostic comme absolument sûr, si, ayant obtenu un liquide séro-fibrineux, on enfonce l'aiguille dans le diaphragme (ce qui, dit-il, se manifeste par de fortes excursions respiratoires de l'appareil) et qu'on retire alors un liquide purulent. Mais ces fortes excursions respiratoires manquent si le diaphragme est paralysé, et il l'est souvent. Cette paralysie du diaphragme retire beaucoup de valeur aux variations de pression dont parle Pfuhl.

En résumé, les circonstances qui paraissent avoir le plus de poids sont : la marche en deux temps de l'affection, l'odeur stercorale du liquide retiré par la ponction, le caractère spécial des vomiques, l'extension des signes thoraciques de pneumothorax ou de pleurésie à la partie supérieure de l'abdomen, le développement rapide de phénomènes généraux graves.

Rarement un seul des éléments indiqués suffira à établir le diagnostic, dont la certitude exigera toujours la réunion de plusieurs symptômes. En s'aidant de tous ces signes, en étudiant attentivement et en suivant le malade, on arrivera néanmoins assez souvent à reconnaître les abcès sous-phréniques. Sur les 34 cas réunis par Scheurlen, le diagnostic fut fait 11 fois pendant la vie (cas de Barlow, Leyden, Debove, Rigal, etc.); on ne le fit quelquefois qu'au moment de la ponction (cas de Pfuhl). Ce diagnostic est particulièrement difficile si l'abcès ne contient pas de gaz ; si la collection purulente est profonde, de médiocre étendue, et complètement enkystée. Une grande quantité de pus peut même échapper à l'observateur, si elle est derrière l'estomac.

Enfin si l'abcès sous-diaphragmatique est ouvert dans un organe voisin ou à travers le diaphragme, le diagnostic est à peu près impossible (Bouveret).

Diagnostic différentiel. — L'abcès sous-diaphragmatique peut être confondu au début avec :

— Une obstruction intestinale. L'erreur est, du reste, fréquente dans la plupart des péritonites suraiguës ; mais la fièvre et les signes de paralysie intestinale diminuent au bout de quelques jours.

— La colique hépatique simple. Elle ne s'accompagne pas de fièvre et présente des signes qui la feront diagnostiquer, avec un peu d'attention.

— La tuberculose pulmonaire peut venir à l'esprit du médecin, dans cette maladie qui s'accompagne de fièvre, de toux, d'amaigrissement rapide et de perte des forces. Mais les signes physiques de l'abcès sous-phrénique d'une part, de la tuberculose pulmonaire d'autre part, viendront corriger l'erreur. Ce diagnostic se pose, du reste, à une période plus ou moins lointaine du début des accidents.

Si l'abcès sous-phrénique se présente avec les caractères d'une tumeur non gazeuse et qu'il proémine du côté de l'abdomen plus que vers le thorax, on pourra penser à :

— Une cholécystite suppurée ;

— Ou à un abcès du foie. Le diagnostic est à peu près impossible par la seule investigation physique. Les individus porteurs de gros abcès du foie ont généralement fait un séjour plus ou moins prolongé aux colonies.

— La périsplénite et l'abcès de la rate pourront être une cause d'erreur. Si l'abcès non gazeux proémine vers le thorax, il prêtera souvent à confusion avec :

— La pleurésie diaphragmatique. Dans les collections sus-diaphragmatiques, a dit Guéneau de Mussy, l'obliquité des côtes augmente ; dans les collections sous-diaphragmatiques, elle diminue.

M. Rendu fait remarquer que les vomissements et le hoquet, assez rares au cours de la pleurésie diaphragmatique, sont relativement fréquents dans la péritonite sous-diaphragmatique. La marche des accidents et les phénomènes concomitants éclaireront, du reste, le diagnostic, qui sera toujours très ardu, d'autant plus que l'inflammation de la plèvre diaphragmatique coexiste souvent avec l'abcès sous-phrénique.

La pleurésie séro-fibrineuse généralisée est plus difficile à confondre avec l'affection qui nous occupe. Les signes physiques donnés par l'exploration de la poitrine sont plus marqués. Le cœur est déplacé d'une façon différente : dans la pleurésie le déplacement est latéral, dans l'abcès sous-phrénique il se fait en haut, ou en haut et à gauche. Si l'abcès siège à gauche, la disparition de l'espace de Traube est un signe d'une extrême importance, car elle n'a lieu, au cas de pleurésie, que si l'épanchement est extrêmement abondant. Dans la pleurésie, les malades se couchent plutôt sur le côté, dans l'abcès sous-phrénique, de préférence sur le dos.

La pleurésie purulente pourra aussi prêter à confusion, surtout si elle est consécutive à des phlegmons séro-péritonéaux (périnéphrite, péri-appendicite), ou à une péritonite sous-diaphragmatique. On sait que, d'autre part, une pleurésie purulente s'est quelquefois ouverte dans l'abdomen.

La confusion est surtout facile quand l'abcès sous-diaphragmatique s'est ouvert spontanément, comme dans le cas cité par M. Bouveret au sujet d'un abcès de la face convexe du foie.

Lorsqu'on se trouve en présence d'un abcès sous-phrénique gazeux, on peut croire à :

— Une distension gazeuse de l'estomac. Dans l'abcès il y a de la fièvre, et l'état général est grave. La sonde et le lavage de l'estomac sont, du reste, un moyen de diagnostic très simple et très sûr.

— La distension du gros intestin par des gaz, prête rarement à confusion. Rigal observa cependant chez un malade, au niveau de la base du thorax, de l'immobilité du diaphragme, du tympanisme, une respiration amphorique et du bruit d'airain. A l'autopsie, il trouva le diaphragme refoulé jusqu'à la quatrième côte par une anse du gros intestin remplie de gaz.

La grande cause d'erreur, celle qui, du reste, a valu à cette variété d'abcès le nom de pyopneumothorax subphrenicus que lui avait donné Leyden, est l'existence à la base du thorax de pneumothorax partiels, principalement décrits par M. Jaccoud. C'est, en effet, avec les pneumothorax vrais localisés à la base, que l'abcès sous-phrénique gazeux est le plus souvent confondu.

— Ce pneumothorax peut consister en une poche d'origine abdominale, en réalité, mais incluse entre le diaphragme et la plèvre, comme dans les deux observations de Cossy. Cette variété est de beaucoup la moins fréquente.

— La plupart du temps, il s'agira d'une collection

gazeuse réellement contenue dans la plèvre, et limitée à une petite portion de cette séreuse par des adhérences.

Ce pyopneumothorax vrai ne donne pas lieu à une voussure épigastrique ; il ne s'accompagne pas non plus de disparition de la matité hépatique, ni de frottements péritonéaux. Mais, à vrai dire, ces caractères peuvent manquer aussi dans l'abcès sous-phrénique s'il siège profondément. On a parlé d'abaissement de la limite supérieure de la sonorité tympanique, au moment de l'inspiration, c'est un signe bien difficile à apprécier et par conséquent d'une bien mince valeur diagnostique.

La ponction peut donner quelquefois des résultats certains ; mais ces résultats peuvent être faussés par la paralysie du diaphragme ; ils le sont aussi quand il existe une large perforation de cette cloison. Les anamnestiques qui apprennent l'existence antérieure d'une affection pulmonaire dans le cas de pneumothorax vrai, ou d'une affection gastro-duodénale, s'il s'agit d'un abcès gazeux sous-phrénique, ont une réelle importance, mais il ne faut pas oublier non plus que le pneumothorax proprement dit, limité à la base, peut être consécutif à une affection abdominale (abcès ou kystes du foie et du rein) et qu'il peut succéder à l'abcès sous-phrénique d'origine gastro-duodénale ou autre.

— Lorsqu'il y a vomique, l'odeur infecte ou stercorale du pus, le rejet de débris alimentaires, joints aux commémoratifs, empêcheront toute confusion avec les diverses vomiques d'origine pleurale ou pulmonaire, ou celles qui sont consécutives à un kyste ou à un abcès du foie, aux pyonéphroses, aux phlegmons périnéphrétiques, aux abcès de la rate. Il convient d'ajouter que ces divers abcès, ouverts dans le poumon, peuvent donner lieu aux signes du pneumothorax sous-phrénique (obs. Pasturaud).

Le diagnostic d'abcès sous-phrénique étant posé, et son origine gastro-intestinale admise, il conviendra de s'enquérir des complications possibles et d'être, autant que possible, fixé sur le siège de la perforation pour guider l'intervention chirurgicale d'une manière efficace.

CHAPITRE IX

Traitement.

Il n'y a qu'un traitement de l'abcès sous-phrénique, c'est l'intervention chirurgicale. On ouvrira donc la collection purulente, par une large incision, dont le siège variera suivant les cas. Si le foyer proémine du côté de l'abdomen, on conduira le bistouri dans un espace de 2 à 3 centim. parallèlement au rebord des fausses côtes; puis « introduisant le doigt dans la plaie, on cherche dans quelle direction les adhérences sont le plus étendues. C'est dans cette direction que l'incision doit être prolongée » (Bouveret). Cette incision doit être large, de manière à bien assurer l'évacuation du pus et des fausses membranes. Elle sera suivie d'un lavage antiseptique, nécessaire surtout lorsque la suppuration aura une odeur gangreneuse, ou quand il existera une sorte de diverticule s'enfonçant derrière l'estomac, circonstance fréquente, comme nous l'avons vu ; mais ce lavage devra être fait sous une faible pression, car on n'est jamais sûr de la solidité des néomembranes. Ensuite, on met un drain, dont la longueur doit quelquefois être considérable (28 centim. dans le cas de M. Debove). Scheurlen préfère remplacer le drain par un tamponnement iodoformé fait avec beaucoup de précaution. Ce drainage ou ce tamponnement présentent une grande importance, car la pression intra-abdominale ayant une grande tendance à accoler les viscères voisins de la poche purulente, il peut facilement se produire une guérison apparente avant l'élimination des produits morbides. — On applique ensuite un large pansement antiseptique. Les lavages sont répétés avec une fréquence qui varie suivant la quantité et le caractère des liquides. Le drain est peu à peu raccourci et peut être supprimé au bout de quinze jours, trois semaines.

Nous venons de supposer qu'on a affaire au cas le plus simple comme manuel opératoire : foyer antérieur, incision de la paroi abdominale vers l'épigastre. Mais si le foyer est profond et fait une saillie notable dans la cavité thoracique, il ne pourra guère être abordé que par la région des espaces intercostaux. Il est assez peu pratique de pénétrer à travers un espace intercostal, parce que la voie ainsi créée ne donne pas assez de jour ; il vaut mieux s'aider de la résection d'un segment de côte de 4 à 5 centim. de long. On fera cette résection aussi bas que possible, afin de faciliter la sortie du pus. Pour drainer le prolongement profond, dont nous avons déjà parlé, Haward a proposé de faire une contre-ouverture à la région lombaire.

Dans quelques cas de collection purulente étendue, située latéralement, au niveau de la face convexe du foie ou vers le grand cul-de-sac de l'estomac, et cachée par conséquent sous la partie inférieure du gril costal, peut-être y aurait-il avantage à faire une large résection du bord inférieur de la cage thoracique, et à suivre cette voie que MM. Lannelongue et Canniot proposent pour aborder la face convexe du foie, à l'exemple de Herlich et d'Israël.

Quant à la cause primitive de l'abcès sous-phrénique, si cette cause est dans l'appendice, on le réséquera. S'il s'agit d'un ulcère de l'estomac, on pourra le réséquer, imitant en cela la conduite de Czerny (1884), de Mikulicz, etc...

Mais qu'on s'en tienne à l'ouverture pure et simple de l'abcès, ou qu'on réséque l'ulcère, il faut être bien persuadé que le malade peut guérir non seulement de son abcès, mais même de son ulcère, car dans quelques autopsies on a trouvé la perforation fermée, et l'ulcère remplacé par un tissu de cicatrice et guéri.

OBSERVATIONS

Obs. I. — Inédite. (Due à l'obligeance de M. Taurin, interne de M. Rigal.)

Bonne de 25 ans. Présente comme antécédents à signaler des symptômes de dyspepsie asthénique (perte de l'appétit, etc… pas de vomissements). Ces troubles avaient subi diverses alternatives d'amélioration et d'aggravation.

En janvier 1894, elle éprouva brusquement une vive douleur au niveau de l'épigastre. Bientôt parurent du tympanisme et des vomissements abondants.

Deux jours après le début de cette brusque douleur, elle entre à l'hôpital. Facies péritonéal, la douleur épigastrique est toujours violente. L'épigastre fait une voussure au niveau de laquelle on constate une sonorité qui empiète sur la matité hépatique. Pas de signe de pneumothorax.

M. Rigal porte le diagnostic de péritonite localisée, consécutive à une perforation stomacale.

La malade est passée en chirurgie.

Laparotomie le 19 janvier. Incision de la paroi au-dessous de l'appendice xiphoïde. Évacuation d'une poche contenant au minimum 1 litre de pus fétide, rappelant l'odeur du pus des pleurésies purulentes.

Poche limitée remontant au-dessus du foie.

On place deux gros drains et une mèche de gaze iodoformée. Suture.

Mort quarante-huit heures après.

Autopsie. — Petite perforation de la paroi antérieure de l'estomac, de la grandeur d'une pièce de cinquante centimes. Petite ecchymose à la face interne de l'estomac.

Obs. II. — BARLOW (1845), cité par DEBOVE.

Femme de 39 ans. Huit mois auparavant, gastrite alcoolique dont elle parut guérir. Il y a quatre mois, nouveaux accidents gastralgiques et réapparition des vomissements. Quatre jours avant son entrée à l'hôpital, douleur intense dans le côté gauche et l'épaule gauche, sensation de suffocation.

Phénomènes thoraciques normaux à droite, à gauche, au-dessous de l'angle de l'omoplate en avant et en arrière, son tympanique, respiration amphorique, tintement métallique. Ces signes sont perçus jusqu'au-dessous de l'extrémité antérieure des fausses côtes à l'épigastre. Mort trois semaines après son entrée.

AUTOPSIE. — Diaphragme refoulé jusqu'à la quatrième côte; deux perforations de l'estomac, l'une au niveau du cardia, l'autre sur la paroi antérieure, font communiquer la cavité gastrique avec une poche pleine de pus et de gaz très fétides.

Obs. III. — WILLIAMS (1845).

Homme de 40 ans. A la suite d'une dysenterie, douleurs vives dans l'hypochondre droit, qui est distendu ; gargouillement et tintement métallique augmenté par la toux. Incision de la tumeur, sortie de gaz fétides et de pus. Mort dix jours plus tard.

AUTOPSIE. — Entre le foie et le diaphragme, poche contenant du pus et communiquant par une perforation avec la cavité du côlon transverse.

Obs. IV. — WINTRICH (résumée, 1854).

Femme amaigrie, expectoration catarrhale, dyspnée, bruit d'airain, bruit de flot par la succussion hippocratique ; on diagnostique un hydropneumothorax gauche.

AUTOPSIE. — Vaste poche remplie de gaz, de pus et de débris

alimentaires, ayant refoulé le cœur sur la ligne médiane et le diaphragme jusqu'à la troisième côte. Cette poche communique avec l'estomac par un orifice du diamètre d'une pièce d'un franc. La perforation siège au niveau d'un ulcère.

OBS. V. — BORICHAUD (résumée, 1862).

Homme de 37 ans. Troubles digestifs antérieurs. Subitement, vomissements, douleurs épigastriques très vives, épigastre tendu, fièvre. On diagnostique des coliques hépatiques. Le malade, amélioré, quitte l'hôpital, et rentre peu de jours après, avec les signes d'un hydropneumothorax droit. (Respiration amphorique, tintement métallique, bruit d'airain, pas de fluctuation hippocratique.) Mort au bout de peu de jours.

AUTOPSIE. — Entre le foie et le diaphragme, poche remplie de gaz et de pus, communiquant avec le duodénum par un orifice de la grandeur d'une pièce de cinquante centimes, situé immédiatement au-dessous du pylore. Rien d'anormal dans le thorax.

OBS. VI. — RIGAL (résumée, 1874).

Homme de 50 ans. Début par des phénomènes de catarrhe intestinal. Vingt-quatre heures après, frisson, douleur dans l'hypochondre gauche, puis à l'épigastre. Les jours suivants, signes de bronchite et de pneumonie centrale. La douleur épigastrique persiste pendant tout ce temps avec une grande violence. Seize jours après le début des accidents, on commence à percevoir les signes d'un pneumothorax droit : respiration amphorique, tintement métallique, bruit de succussion hippocratique. Le vingtième jour de la maladie, induration et fluctuation profonde dans la région épigastrique. La sonorité du décubitus fait place dans cette région à une matité nette quand le malade s'asseoit. Ponction avec l'appareil Potain : issue de 750 gr. de pus très fétide. Application de pâte de Vienne : l'incision sur l'escarre donne issue à un litre de pus mélangé de gaz fétides. Mort.

Autopsie. — Vaste cavité s'étendant d'un hypochondre à l'autre et située entre le foie, l'estomac et le diaphragme. La paroi postérieure de l'estomac porte, à 4 centimètres du pylore, deux perforations récemment cicatrisées. Adhérences pleurales, congestion pulmonaire des deux côtés, péricardite sans épanchement.

Obs. VII. — Lerison (1876).

Femme de 22 ans. En janvier, hématémèse ; en septembre, douleurs subites dans l'hypochondre gauche ; quelques jours plus tard, signes d'hydropneumothorax à gauche. Diagnostic : perforation du diaphragme par ulcère de l'estomac. On pratique deux ponctions qui amènent l'évacuation de gaz fétides. Mort de diphtérie.

Autopsie. — Cavité dont les parois sont formées par l'estomac, le foie, la vésicule biliaire, la rate, communiquant avec l'estomac par une perforation assez large. La plèvre est saine.

Obs. VIII. — Pfuhl (résumée, 1877).

Femme de 23 ans. Signes de pleurésie droite, accompagnée de douleurs très vives ; tympanisme depuis la clavicule jusqu'à la sixième côte ; à partir de là, matité absolue. Respiration sensiblement normale depuis la clavicule jusqu'à la cinquième côte. Légère voussure de l'hypochondre droit. La matité thoracique se prolonge en bas jusqu'au niveau de l'ombilic, où l'on sent nettement le bord libre du foie. La pointe du cœur est dans le quatrième espace intercostal gauche sur la ligne axillaire antérieure.

Le lendemain, phénomènes métalliques, respiration amphorique, succussion dans la région inférieure : on admet un pneumothorax.

Le jour suivant, ponction avec l'appareil de Potain, muni d'un manomètre, dans le cinquième espace. Après évacuation d'un litre de pus d'abord ténu, puis crémeux, très fétide, le cœur reprend sa position normale. L'intensité de la dyspnée et des douleurs oblige d'arrêter l'écoulement. Dix minutes après, le malade meurt.

Autopsie. — Sac purulent de la grosseur d'une tête d'enfant, limité en haut par le diaphragme, à droite par le ligament suspenseur, en bas par le lobe supérieur du foie, en dehors et en avant par des adhérences à la paroi abdominale et au duodénum.

Le duodénum présente, à trois centimètres du pylore, une ouverture ovale de la grandeur d'une pièce de vingt centimes. Poumon droit totalement adhérent par sa base au diaphragme ; il est sain, sauf un point de gangrène à la base. Dans l'estomac, plusieurs ulcérations en voie de cicatrisation.

Obs. IX. — Eisenlohr (1877).

Femme de 24 ans. Douleurs gastriques antérieures. Péritonite, puis signes physiques de pneumothorax. Mort le lendemain de l'entrée à l'hôpital.

Autopsie. — Entre le foie et le diaphragme, cavité remplie de gaz et d'un pus fétide verdâtre. Elle se prolonge en arrière entre la paroi postérieure de l'estomac, le petit épiploon, le pancréas, le duodénum, le côlon transverse et la face inférieure du lobe gauche du foie. Perte de substance dans la paroi postérieure de l'estomac.

Obs. X. — Eisenlohr.

Homme de 18 ans. Fièvre, phénomènes de syphilite. Foie abaissé, signes physiques de pneumothorax.

Autopsie. — Vaste cavité contenant des gaz entre le diaphragme, le foie et l'estomac; diaphragme perforé, pyopneumothorax; péricardite sèche. Perforation de l'appendice vermiculaire.

Obs. XI. — Sanger (1878).

Abcès gazeux sous-diaphragmatique siégeant à gauche, consécutif à la perforation d'un ulcère d'estomac. Perforation du diaphragme, pleurésie purulente. Le diagnostic n'est porté qu'à l'autopsie.

Obs. XII. — Bernheim.

Homme. Début brusque des accidents par de la fièvre, des vomissements, des douleurs épigastriques. On diagnostique des coliques hépatiques.

Autopsie. — Entre le foie, l'estomac et le diaphragme, vaste poche contenant du pus et des gaz fétides. Le diaphragme est perforé, il y a de la gangrène pulmonaire. L'état du tube digestif n'est pas mentionné.

Obs. XIII. — Leyden (1879).

Homme de 50 ans. Vomissements incoercibles. Au bout de quelques jours, à la base du poumon droit, signes d'hydropneumothorax. Le diagnostic est fait pendant la vie. On incise et on draine. Mort.

Autopsie. — Vaste cavité communiquant avec l'estomac par une perforation du cardia.

Obs. XIV. — Leyden.

Homme de 70 ans. Météorisme, disparition de la matité hépatique, signes amphoriques. Diagnostic exact pendant la vie. Cinq ponctions exploratrices dont une seule a donné issue à des gaz.

Autopsie. — On attribue l'existence de la poche contenant des gaz et du pus à un ulcère gastrique cicatrisé.

Obs. XV. — Leyden.

Femme. Collection aéro-purulente de l'hypochondre gauche. Signes de pneumothorax.

Autopsie. — Ulcère perforant de l'estomac. Poche contenant du pus.

Obs. XVI. — Neusser (1884).

Femme de 37 ans. Poche à contenu gazeux et purulent, siégeant à droite entre le foie et le diaphragme, développée consécutivement à un cancer du pylore profondément ulcéré. Il se produisit une perforation secondaire du diaphragme avec gangrène pulmonaire.

Le diagnostic fut fait pendant la vie.

Obs. XVII. — Gloeser (1885).

Femme de 36 ans. Début subit des accidents. Signes physiques du pneumothorax. Diagnostic fait pendant la vie.

Autopsie. — Estomac perforé par un ulcère rond, communiquant avec une vaste poche comprise entre le foie, le diaphragme et l'estomac.

Obs. XVIII. — Bossi.

Homme de 50 ans. Tuméfaction de la région épigastrique. Ponction exploratrice, puis évacuatrice, par laquelle on extrait deux litres de pus et de gaz fétides.

Autopsie. — Ulcère rond perforé sur la petite courbure de l'estomac.

Obs. XIX. — Pusinelli.

Homme de 33 ans. La région épigastrique est tendue, si sonore que l'on fait un lavage de l'estomac. Symptômes de péritonite.

Autopsie. — Abcès gazeux communiquant avec le duodénum. La rupture d'un ancien ulcère à ce niveau paraît avoir été le fait d'un traumatisme (chute d'une échelle).

Obs. XX. — Falkenhain (1889).

Homme. Perforation du duodénum par un ulcère. Abcès gazeux sous-diaphragmatique. Diagnostic fait pendant la vie. Résection costale. Mort.

Obs. XXI. — Scheurlen (1889).

Fille de 20 ans, ayant comme antécédents de la chlorose, des troubles gastriques et de l'hématémèse. Ces troubles disparurent, et après sept mois d'une santé parfaite, elle fut atteinte de pleurésie gauche. Une première ponction donna issue à du liquide séreux; une ponction exploratrice, faite quelque temps après, et plus longue que la première, ayant ramené du pus putride, ouverture de la plèvre avec résection costale : issue d'un liquide séreux.

M. Scheurlen dut ensuite inciser le diaphragme, au-dessous duquel se trouvait un abcès contenant environ un demi-litre de pus putride. Cette collection purulente occupait une vaste poche entre le diaphragme et la rate.

Mort par péritonite généralisée.

Autopsie. — On trouve sous le diaphragme un second abcès, gros comme un œuf de poule, et qui s'était vidé dans la cavité abdominale. Dans l'estomac, grande cicatrice étoilée.

Obs. XXII. — Scheurlen.

Femme se trouvant dans les mêmes conditions que celle de l'observation précédente.
Guérison.

Obs. XXIII. — Leudet (1889) (1). Résumée.

Femme de 36 ans, pâle, amaigrie, entre à l'hôpital le 31 décembre 1887. Elle dit souffrir de douleurs vives dans la région stomacale depuis longtemps.

Les douleurs d'estomac existent depuis quinze ans : mauvaises digestions, crampes, vomissements fréquents. Depuis deux ou trois ans, vomissements presque quotidiens, crampes pour ainsi dire continuelles. Depuis quinze jours, à l'occasion de légers efforts, ou parfois sans cause, il se déclare subitement un point douloureux dans l'hypochondre gauche, au niveau des dernières côtes.

Il y a six jours, cette douleur prit une acuité extrême, avec irradiation dans tout le ventre et dans l'épaule gauche; gêne de la respiration.

Météorisme, constipation. Jamais de vomissements de pus.

Examen. — 40 à 50 respirations par minute. Au tiers moyen du thorax, à gauche, souffle amphorique, résonance métallique de la voix et de la toux qui produit quelques râles à timbre métallique. Bruit d'airain très net. A la partie inférieure, silence respiratoire, pas de vibrations thoraciques. Dans toute la hauteur, sonorité tympanique à la percussion. Succussion hippocratique très facilement obtenue.

Pas de signes de tuberculose. Pas de diarrhée. Expectoration nulle. Les jours suivants la température subit de grandes oscillations, la dyspnée est considérable, et les symptômes du pneumothorax se constatent dans les deux tiers de la moitié gauche du thorax. Adynamie. Le cœur semble battre dans un liquide. Mort le 8 janvier.

Autopsie. — Vaste poche sous-diaphragmatique qui refoule le diaphragme et occupe la place du péricarde. Elle contient une quantité considérable de pus très liquide, jaunâtre, extrêmement fétide, et ses parois sont tapissées de fausses mem-

(1) *Soc. anat.*, 1888, p. 33.

branes verdâtres très épaisses. Les limites sont : à droite, le ligament supérieur du foie; en arrière, son ligament coronaire; en bas, la face supérieure du lobe gauche du foie; à gauche, le diaphragme refoulé en partie dans le poumon gauche et y formant une poche de la grosseur d'une petite pomme (à cet endroit le diaphragme est sphacélé); en avant et en haut, le diaphragme est adhérent au bord antérieur du foie.

Cette cavité se continue en arrière avec une autre dont la limite postérieure est formée par les dernières côtes gauches et dans laquelle flotte la rate ramollie et couverte de fausses membranes épaisses.

Pas de liquide dans la plèvre gauche. Pas de tubercules pulmonaires. Pas de péritonite. Le foie semble intact. Rien dans la vésicule. L'estomac est absolument sain; par sa face antérieure il adhère à la poche.

Tous les autres organes sont sains.

Obs. XXIV. — Debove et Rémond (1890). Résumée.

Femme de 33 ans. Symptômes d'ulcère rond trois ans auparavant. Six semaines avant son entrée à l'hôpital, nouvelle hématémèse, douleurs vives au niveau de l'appendice xiphoïde et de la onzième dorsale.

A son entrée on constate des signes (ballonnement de l'épigastre, sonorité au niveau du lobe gauche du foie) semblant indiquer une distension de l'estomac, matité plus étendue que normalement dans la région de la rate. Le lavage de l'estomac ne donne aucun résultat; et un examen plus attentif révèle l'existence, à la limite inférieure de la tuméfaction épigastrique, d'une sorte de bourrelet qui se prolongeait sur la face antérieure du foie.

Ponction exploratrice à ce niveau, puis ponction aspiratrice qui donne issue à des gaz et à 500 grammes de pus. Une incision de 6 centim. fait sortir encore un litre de pus. Le doigt introduit dans la plaie fait constater que la collection purulente s'étend un peu en avant du lobe gauche du foie, mais surtout en arrière de cet organe. On place un gros drain qui pénètre à une profondeur de 28 centim. et il semble que la plus grande partie de la cavité est en arrière de l'estomac avec un prolongement dans la direction de la rate. Lavages à l'eau boriquée additionnée de liqueur de Van Swieten.

Après quelques oscillations la fièvre finit par disparaître.

Le drain, peu à peu raccourci, est retiré six semaines après l'incision.

La fistule se ferme peu de jours après et la malade sort guérie.

Dans l'observation de Starcke, l'abcès sous-diaphragmatique était consécutif à un abcès péricæcal. Il contenait des gaz et ne donna pas lieu aux signes de pneumothorax sous-phrénique. La raison en était dans l'existence d'une pleurésie diaphragmatique adhésive. Le pus fut évacué par la bronche droite.

Dans l'observation de Salzwedel, l'abcès était consécutif à une appendicite. L'abcès sous-diaphragmatique s'ouvrit dans le poumon.

CONCLUSIONS

D'une façon générale, les abcès sous-phréniques se divisent en deux classes, suivant qu'ils contiennent ou non des gaz.

Les abcès gazeux sous-phréniques sont consécutifs, le plus souvent, à une perforation stomacale ; généralement il s'agit d'ulcère rond. Le duodénum et l'appendice viennent comme fréquence après l'estomac.

Il faut certaines conditions de siège, de volume, de tension des gaz pour que ces collections donnent lieu aux signes d'un faux pneumothorax.

Ces abcès évoluent généralement en deux phases : phase abdominale, et phase thoracique.

Ils sont d'un diagnostic difficile, d'un pronostic le plus souvent fatal, et leur traitement ne relève que de l'intervention chirurgicale *précoce*.

INDEX BIBLIOGRAPHIQUE

Barlow. — *London medic. Gazette*, 1845.
Bernheim. — *Revue médic. de l'Est*, 1878.
Bossi. — *Gazetta med. Ital. Lomb.*, 1886.
Bouveret. — *Maladies de l'estomac.*
Bucquoy. — *Arch. génér. de méd.*, 1877.
Bulletin méd., 1887 et 1889.
Canniot. — Thèse Paris, 1891.
Cossy. — *Arch. génér. de méd.*, 1879.
Damaschino. — *Maladies des voies digestives.*
Debove et **Rémond.** — *Gaz. des hôpitaux*, 1890.
— *Maladies de l'estomac.*
Dictionnaire des sciences méd., article Pleurésie.
Eisenlohr. — *Berlin. klin. Woch.*, 1877.
Foix. — Thèse de Paris, 1875.
Galliard. — *Pneumothorax.* Bibl. Charcot-Debove.
Glœser. — *Deuts. med. Woch.*, 1885.
Haward. — *Soc. clin. de Londres*, 1893.
Jaccoud. — *Cliniques de la Pitié*, 1885.
Jaffé. — *Deuts. med. Woch.*, 1881.
Laveran et **Teissier.** — *Pathologie et clin. méd.*
Levison. — *Nord. medic. Archiv.*, 1876.
Leyden. — *Berl. klin. Woch.*, 1879.
— *Zeitschrift für klin. med.*, 1880.
— *Berlin. klin. Woch.*, 1892.
Manuel de médecine, tomes I et V.
Neusser. — *Wiener med. Woch.*, 1884.
Nowack. — In Martin, Th. Paris, 1892.
Pfuhl. — *Virchow's Jahresb.*, 1877.
Pusinelli. — *Berl. klin. Woch.*
Rendu. — *Cliniques*, I.
Reusers. — *Berl. klin. Woch.*, 1892.
Rigal. — *Union méd.*, 1874.

Sænger. — *Archiv. für Heilkunde*, 1878.
Scheurlen. — *Charité Annalen*, 1889.
Senator. — *Charité Annalen*, 1884.
— *Société anatomique* (années 1850, 1862, 1874, 1888).
Starcke. — *Charité Annalen*, 1882.
Strümpell. — *Traité de pathologie spéciale.*
Traité de médecine, tomes III et IV.
Williams. — *Lond. med. Gaz.*, décembre 1845.
Wintrich. — *Virchow's handb. der Path.*, 1854.

TABLE DES MATIÈRES

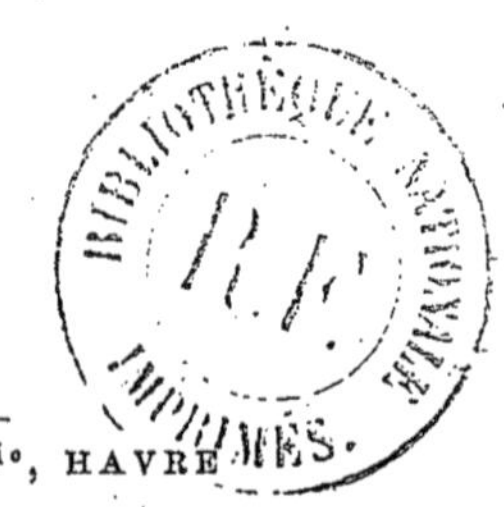